はじめに

ＡＳＫの季刊＜Be！ン
ル・シンドローム＞から創

その記念としてつくったのが、この『ミニBe！＜お役立ち用語解説＞』です。本誌に掲載の「用語集」をもとにして、毎号の枠に入りきれなかった説明も加え、ポイントになるコラムを挿入して、まとめました。

文責は編集部。長年、さまざまな分野の専門家や当事者の方々への取材を通して培った知識と経験を注ぎ込み、本誌の視点から解説しました。項目は、本誌が扱ってきたテーマの広がりをそのまま反映しています。アルコール依存症に始まり、依存症家族、ＡＣ、薬物依存症、背景やアプローチが共通な問題や、周辺にある問題……。

お手元に置いて、この分野を概観したり、知っているようで知らない用語の意味を再確認するのに、役立てていただけたらと思います。お気づきの点やご提案などがありましたらお知らせください。

2010年

季刊＜Be！＞編集部一同

mini Be! <お役立ち用語解説>もくじ

アルコール・薬物依存症

▶アルコール・薬物依存症

飲酒や薬物使用をコントロールできなくなる病気。有害な結果が出ているのに使用を続け、意志の力では行動の制御ができない。専門的な治療・援助によって断酒・断薬し社会復帰することが可能。

(4ページの診断ガイドライン参照)

▶耐性

アルコール・薬物を繰り返し使用することで、かつてと同じ効果を得るには、より多くの量を使用しなければならなくなる現象のこと。

▶精神依存

アルコール（薬物）がないと物足りなさを感じる、リラックスしたり落ちこんだ気分を上向かせるのにアルコール（薬物）が欠かせない、生活の中で飲酒（薬物使用）が他のことより優先される、などの状態。

▶身体依存

アルコール（薬物）が切れると離脱症状が出る状態。

アルコール・薬物依存症の診断ガイドライン

過去１年間のある期間に、次の項目のうち３つ以上がともに存在した場合に、依存症の確定診断をくだす。
（ＷＨＯの診断基準『ＩＣＤ-10』より改編。わかりやすいよう「物質」をアルコール・薬物と置き換えている）

(a) アルコール・薬物を摂取したいという強い欲望あるいは強迫感。
(b) アルコール・薬物使用の開始、終了、あるいは使用量に関して、摂取行動を統制することが困難。
(c) 使用を中止もしくは減量したときの生理学的離脱状態。離脱症候群の出現や、離脱症状を軽減するか避ける意図でアルコール・薬物（もしくは近縁の物質）を使用することが証拠となる。
(d) はじめはより少量で得られたアルコール・薬物の効果を得るために、使用量をふやさなければならないような耐性の証拠。
(e) アルコール・薬物のために、それにかわる楽しみや興味を次第に無視するようになり、アルコール・薬物を摂取せざるを得ない時間や、その効果からの回復に要する時間が延長する。
(f) 明らかに有害な結果が起きているにもかかわらず、依然としてアルコール・薬物を使用する。

▶離脱症状

アルコールなどの薬物が体から抜けていくときに現われる症状。かつては「禁断症状」と呼ばれた。アルコールの場合、飲酒を中断して数時間～半日後から、発汗（特に寝汗）・微熱・不眠・焦燥感・手の震え・下痢・吐き気・動悸などが現われることがある（**早期離脱症候群**）。さらに、大量に飲み続けたあとで飲酒を中断して２～３日後、全身の震え・ひどい発汗・興奮・幻覚・見当識障害（自分が誰で、今がいつで、どこにいるのかわからない）が出現することがあり、「**振戦せん妄**」（**後期離脱症候群**）とも言われる。振戦せん妄は、場合によっては生命の危険があり、医学的管理が必要。

▶コントロール障害／コントロール喪失

アルコール・薬物の使用に関して、制御が効かない状態のこと。たとえば、ほどほどで切り上げようと思っていても酔いつぶれるまで飲んでしまう、など。本人は「今度こそうまく飲める」「自分は問題を起こさずに使える」と思っていても、実際は意志の力や常識的判断によるコントロールを失っている。これが依存症という病気の本態とも言える。治療場面ではこれを、「脳のブレーキが壊れた」と説明することがある。現在のところ壊れたブレーキを修理する術はないので「車を降りよう＝アルコール・薬物を一切使わない生き方に変えよう」と促す。

▶ブラックアウト

酩酊時の記憶が欠落すること。そのときには意識を保って行動しているにもかかわらず、あとから振り返ると覚えていない状態。依存症の症状とは限らないが、依存症者が頻繁に経験する。

▶連続飲酒（発作）

飲んでうつらうつらし、目覚めてまた飲み始めるなど、身体からアルコールが抜けない状態が24時間以上続くこと。アルコール依存症の後期に見られる。

▶山型飲酒サイクル

連続飲酒発作の後で、身体がアルコールを受け付けなくなり、数日～数ヵ月間飲まない（飲めない）状態が続いて、再び飲み始め、連続飲酒になるサイクルのこと。

▶否認

都合の悪い事実や、自分の問題を認めようとしないこと(7ページ参照)。依存症は「否認の病気」とも言われる。

▶再飲酒

アルコール依存症者が断酒したあと、再び飲酒すること。コントロールを喪失しているため、たとえ一杯の酒でも、

どんな否認がある？

依存症者の否認は、次のようなパターンとして現われる。

◆単純な否認　事実を指摘されても認めない。酒（薬物）の話題が出ると話をそらす。無視する。

◆過小評価　いわゆる「酒飲み」であることや、薬物使用自体は認めても、それによって生じている問題の大きさを認めようとしない。

◆合理化　「ストレスがたまっているから飲む」「大麻はタバコにくらべて害がない」「疲れをとるのに必要だ」など、自分の飲酒・薬物使用を正当化する理由をつける。

◆一般化　「男なら誰だって」「最近はこれぐらいのこと」など、話を一般化することで個人の問題から焦点をそらす。

◆攻撃　「うるさい！」「あなたにわかるものか！」など、自分の不安・恐れ・当惑を相手への怒りにすり替える。

◆退行　「もう私はダメだ」「誰もわかってくれない」など感傷の世界に閉じこもることで大人として問題に直面するのを避ける。

◆投影　「どうせ私のことをどうしようもない人間だと思っている」「このまま飲んで死ねばいいと思っているんだろう」など、自分自身の不安を相手の評価であるかのように置き換える。

ＡＳＫアルコール通信講座　より

もとの病的な飲み方に戻る危険が大きい。

▶再発／リラプス

再飲酒や薬物の再使用を指すこともあるが、そうした行動に至る前の段階を含め「回復から逆行するプロセス」を再発と呼ぶことが多い。否認が始まる、助けを求めなくなる、感情の揺れが大きくなる、飲むための言いわけを準備する、危険な場所に近づくなど、かつての行動パターンが戻ってきた状態のこと。

▶ドライドランク

「しらふの酔っぱらい」の意味。酒をやめていても、飲酒していた頃と同じような思考パターン・行動パターンになっている状態。

▶イネイブリング

本人のためを思っているつもりが、結局は病気（問題）の進行を支えてしまう行動のこと。酒・薬物を捨てたり隠す、行動を監視する、説教し責める、飲酒・薬物使用のためのお金を与える、トラブルを始末する、など。責任を肩代わりすることで、本人が問題に向き合うことを難しくする。**イネイブラー**はイネイブリングをする人のこと。家族や親族とは限らず、治療・援助者、職場などの組織、地域、そして社会そのものが「問題を見えなくさせる」イネイブリングの構造をもっていることもある。

▶手放す

コントロールを手放すこと。依存症者の周囲にいる人は、事態をなんとかするため、依存症者の行動をコントロールしようと懸命になる。これをやめ、「飲む飲まないは、本人にゆだねる」というふうに、問題から手を引くこと。「依存症者を見捨てる」という意味ではない。

▶タフ・ラブ

厳しい愛。本人が問題に直面できなくなるような手出し口出しを控えて、見守ること。

▶介入（インタベンション）

問題・事件・紛争などを解決に導くために、本来の当事者でない者がかかわること。依存症分野には欠かせない援助で、問題を否認し助けを拒む当事者に対して、一定のノウハウをもって治療や援助を受け入れるよう働きかけること。また認知や行動の軌道修正を働きかけること。

▶底つき

依存症が進行し、自ら問題を認めて助けを受け入れざるを得ないようなギリギリの状況に陥ること。

▶底上げ

「底つき」を早めること。そのための働きかけ。底つきを待っていては、仕事や家族や命を失いかねない。依存症になること自体が「酒飲み（薬物使用者）にとっての底つき」である。という考え方が、その底流にある。

▶直面化

本人が問題に向き合えるようにすること。本人を大切に思う感情をベースにしつつ、起きている事実を指摘することが大切。

▶ARP

アルコール依存症リハビリテーション・プログラム。離脱症状などの身体治療を行なった後の、集団療法を中心とした依存症治療プログラムのこと。
あるいは、アルコール関連問題（Alcohol Related Problems）の略。（13ページ参照）

▶抗酒剤

アルコールの分解過程を阻害することにより、飲酒すると不快な症状が現われるようにする薬。服用することで「今日は飲まない」と自覚する助けとして使われる。シアナマイド、ノックビンなどがある。

▶アルコール精神病

酒が抜けるときの離脱症状のような依存症に伴う一過性の症状群とは別に、大量飲酒により引き起こされた知覚・記憶・状況把握などに関する障害を総称したもの。ウェルニッケ・コルサコフ症候群、アルコール幻覚症、アルコール性認知症などがこれにあたる。ただし、振戦せん妄を含めアルコール依存症によって生じた病的状態一般を指すこともあり、定義には議論がある。

▶大麻精神病

精神活動低下による抑制症状、興奮、幻覚妄想、気分や情動の異常など大麻摂取により生じた病的状態の総称。

▶覚せい剤精神病

覚せい剤使用の急性または慢性中毒の症状で、主に幻覚や妄想を主とする精神病状態のこと。断薬や向精神薬による治療によっていったん症状が改善した後、少量の再使用や飲酒、ストレスなどにより症状の再現（**フラッシュバック**）が起きることもある。なお、こうした症状が物質誘発性のものか独立した統合失調症などの症状かは、明確にできない場合も多い。

▶処方薬依存

精神安定剤、睡眠導入剤、鎮痛剤などへの依存。当初から乱用目的で違法に入手し依存に至るケース、医師から処方された薬を多量に服用するなどして乱用から依存に至るケースなど、さまざまある。後者に関しては、安易な処方の問題も指摘されている。

▶インテーク

治療開始にあたり、スタッフが本人の病歴・生活歴・家族歴などを聴きとること。

▶医療保護入院／措置入院

医療保護入院は、精神保健指定医1名が医療・保護のため必要と認めた場合、本人の同意がなくても保護者（家族等）の同意により行なわれるもの。保護者の同意がすぐに取れない場合の応急（保護）入院もある。措置入院は、精神保健指定医2名が「自傷他害の怖れあり」と判断した場合に、都道府県知事や政令指定都市市長の命令により入院させるもの。指定医1名による緊急措置入院もある。措置入院の場合、入院費の自己負担分は原則として公費でまかなわれる。なお、患者の同意にもとづく入院は**任意入院**と呼ぶ。これらと別に「心神喪失等の状態で重大な他害行為を行った者の医療及び観察等に関する法律」（医療観察法）の指定医療機関では、触法精神障害者の医療観察法入院や鑑定入院がある。

アルコール関連問題

▶アルコール関連問題　Alcohol Related Problems

1979年にＷＨＯ（世界保健機関）が提唱した概念で、アルコールの摂取によって生じるすべての問題を包括。アルコール依存症や肝臓疾患など「個人の健康への害」にとどまらず、飲酒運転、家族問題（ＤＶや子どもの虐待など）、社会経済上の問題（産業事故や長期欠勤による損失、医療費の増大など）、犯罪（殺人、傷害、窃盗などの軽犯罪）まで多岐にわたる。
2010年5月、ＷＨＯは「世界で250万人がアルコールに関連した原因で死亡」「アルコールの有害な使用はすべての死の3.8％を占める」として「アルコールの有害な使用を低減する世界戦略」を全会一致で採択。保健医療の対応、飲酒運転対策、アルコールの入手規制、マーケティングの規制など、10の分野で加盟国への選択肢を提示し、定期的な報告を求めている。

▶健康日本21

21世紀における国民の健康づくり運動として、厚生労働省が推進する総合的な健康政策。「たばこ」「糖尿病」「がん」など９分野で2012年までに達成すべき数値目標を定めた。「アルコール」の眼目は、①日本酒換算１合（純アルコール20グラム）を「節度ある適度な飲酒」の目安として示したこと、②3合以上飲む人を「**多量飲酒者**」とし、2000年の基準値に比べて2割減らす目標を掲げたこと。この背景には、アルコール関連問題の多くが「多量飲酒」によって引き起こされているとの認識がある。なお、「**節度ある適度な飲酒**」は、欧米での「ローリスク（リスクの少ない）飲酒」の概念をもとに登場。従来の「**適正飲酒**」は、「適正」という表現が、飲酒が安全であるかのようなイメージを与えるため使われなかった。

▶一次予防・二次予防・三次予防

生活習慣病やがんなどの予防医学の考え方。一次予防は生活習慣や環境の改善で疾病の発生を防ぐこと。二次予防は疾病の早期発見で重症化を防ぐこと。三次予防は治療過程でのリハビリや社会復帰支援で再発を防ぐこと。

ASKのアルコール・薬物問題「3つの予防」

【1次予防】病気にならない

予防教育や啓発活動、酒類の販売・広告規制の確立など

【2次予防】病気をくいとめる

早期発見・介入をすすめる情報提供や人材養成など

【3次予防】病気とともによりよく生きる

家族ぐるみの回復・再発防止、依存症への誤解や偏見を正す活動など

▶未成年者飲酒禁止法

1922年に成立。未成年者の飲酒禁止、親権者や監督代行者が未成年の飲酒を知った場合の制止義務、未成年者への販売・供与の禁止を定める。2000年の改正で販売・供与の罰金が50万円に引き上げられ、2001年の改正で営業者の年齢確認義務が定められた。親権者等の罰則は科料（千円以上1万円未満）、飲酒した未成年への罰則はない。

▶ＡＬＤＨ2

アセトアルデヒドはアルコールの代謝過程でできる毒性の強い物質で、顔面の紅潮、頭痛、動悸、吐き気などを引き起こす。この物質を酢酸に分解する際に働く酵素がＡＬＤＨ（アセトアルデヒド脱水素酵素）。中でもＡＬＤＨ２はアセトアルデヒドが低濃度でも働く。黄色人種では生まれつきＡＬＤＨ２が正常に活性化しない人がかなりの割合で存在し、いわゆる「飲めない体質」である。なお、**ＡＤＨ**（アルコール脱水素酵素）はアルコールからアセトアルデヒドが作られる際に働く酵素。

▶急性アルコール中毒

アルコール摂取による急性症状。一般には、運動失調・言語失調が進んでからの症状（泥酔・昏睡段階）を指すことが多い。（16ページの酔いの段階を参照）

酔いの段階

◆ほろ酔い前期（爽快期）

＜目安＞血中濃度　～0.5mg/ml　呼気濃度 ～0.25mg/l

「理性」を司る大脳新皮質がマヒし始める。抑制がはずれて、ふわっと爽快な気分になったり陽気になったりする。

◆ほろ酔い後期

＜目安＞血中濃度0.5～1mg/ml　呼気濃度0.25～0.5mg/l

大脳新皮質のマヒが進んで、気分が高揚し、気が大きくなる。判断力が低下、不注意によるミスが起きやすくなる。

◆酩酊　＜目安＞血中濃度1～2mg/ml　呼気濃度0.5～1mg/l

大脳新皮質だけでなく、「感情」を司る大脳辺縁系や、「運動」を司る小脳にもマヒが広がる。感情の起伏が激しくなり、からんだり、ろれつが回らなくなる。バランス感覚を失って千鳥足になり、転落・転倒事故も起きやすい。

◆泥酔　＜目安＞血中濃度2～3mg/ml　呼気濃度1～1.5mg/l

酔いつぶれ、自力で立てない。大脳・小脳がマヒし、「生命の中枢」脳幹にまでマヒが及び始める。吐物をのどに詰まらせたり、外で眠りこんで事故にあう危険性も高く、絶対一人にしてはいけない。様子がおかしいと感じたら病院へ。

◆昏睡　＜目安＞血中濃度3～4mg/ml　呼気濃度1.5～2mg/l

「生命の中枢」である脳幹のマヒがすすみ、呼んでも揺すってもつねっても反応しない。意識がない状態で大いびきをかく場合も。すぐに救急車を呼ぶこと。

ＡＳＫ飲酒運転防止通信スクール　より

▶アルハラ（アルコール・ハラスメント）

飲酒にまつわる人権侵害。次に挙げる行為はいずれもアルハラとなる。①飲酒の強要（心理的圧力も含む）、②イッキ飲ませ、③意図的な酔いつぶし（吐いたり泥酔することを想定し場を準備することも含む）、④飲めない人への配慮を欠くこと（宴席に酒類以外の飲み物を用意しないことも含む）、⑤酔った上での迷惑行為。

（イッキ飲み防止連絡協議会による定義）

▶ＦＡＳ　Fetal Alcohol Syndrome

胎児性アルコール症候群。胎児期のアルコール曝露（さらされること）により、①身体発育の遅れ、②顔貌の特徴、③神経発達上の障害（脳への影響）の三つが認められるもの。発育の遅れや顔貌の特徴は成長に伴い目立たなくなる場合も多いが、脳への影響は生涯にわたり、さまざまな行動障害として現われる。早期支援で二次障害を防ぐことが大切。なお、ＦＡＳの診断基準を満たさないが、胎児期や出生後にアルコールによる影響が見られるものは、**ＦＡＥ**（胎児性アルコール作用）Fetal Alcohol Effectと呼ばれ、「胎児性アルコール効果」とも訳される。

▶ＦＡＳＤ　Fetal Alcohol Spectrum Disorder

胎児性アルコール・スペクトラム障害。胎児期のアルコール曝露に伴う障害を包括的に示す概念。ＦＡＳの診断基準を満たすものから、一部を欠くもの、臨床的な疑いにとどまるものも含め、障害を連続体（スペクトラム）としてとらえる概念。

▶γ（ガンマ）ＧＴＰ

肝臓で働く酵素の一つで、アルコールに非常に敏感に反応して増える性質があるため、血中での値が「飲みすぎによる肝臓への負担」をチェックする目安になる。正常値は男性で50以下、女性で32以下。

▶スクリーニング・テスト

一定集団の中で、特定の病気の疑いが高い人を選別するテスト。アルコール依存症については、**ＫＡＳＴ**（久里浜式アルコール症スクリーニング・テスト）や**ＣＡＧＥ**がよく使われる。なお、ＫＡＳＴを改定して点数の重みづけをなくし、男女別にした**新ＫＡＳＴ**が出されている。また、依存症までは至っていない「危険な飲酒」や「有害な使用レベル」をスクリーニングするためにＷＨＯが開発した**ＡＵＤＩＴ**もある。
（ここで紹介したスクリーニング・テストは、久里浜アルコール症センターのホームページに掲載されている）

アディクション

▶アディクション(嗜癖)

特定の対象への耽溺、熱中、熱狂的な傾倒を意味する英語。欧米の治療・援助分野では、アルコール・薬物依存を指すことが多い。A・W・シェフは1987年に『When Society Becomes an Addict』(邦訳93年『嗜癖する社会』)において、脳に作用する物質へのアディクションと共通のメカニズムをもった状態として、ギャンブル・ショッピング・仕事など「プロセス（行動過程）アディクション」、依存症者との関係や恋愛など「人間関係アディクション」を提唱した。この概念が日本では1990年代に急速に広まり、さまざまなアディクションからの回復や援助の試みがスタート。また隣接領域の問題として、子どもの虐待、ＤＶなどについても、アディクションと家族システムの視点を基本にしたアプローチが始まった。

▶アディクト

アディクション（嗜癖）の問題を抱えた人。依存症者。

▶クロス・アディクション

多重嗜癖。一人の人に複数のアディクションが同時に存在する状態。あるいは、時間を経て依存の対象が別のものに移行すること。たとえばアルコールと処方薬依存が同時進行する。摂食障害があるところへアルコールと買い物依存が加わる。覚せい剤をやめてアルコールへ。断酒後にギャンブル依存に、など。

▶重複障害

複数の障害を併せ持つ状態。依存症では精神疾患との合併を重複障害と呼ぶことが多い。たとえば、アルコール・薬物依存症とうつ、統合失調症、パニック障害、強迫障害など。両方の治療を並行して進める必要がある。知的障害や発達障害、身体障害を併せ持つことも。

▶ギャンブル依存

競馬・競輪・麻雀・パチンコなど、賭博へのアディクション。ＷＨＯの診断ガイドラインやアメリカ精神医学会の診断マニュアル（ＤＳＭ）では「病的賭博」。近年、日本では、主として若年層のパチンコや借金の問題については、発達障害との関連が指摘されている。

▶摂食障害

拒食、過食、過食嘔吐がある。体型へのこだわりから極端な食事制限が続くと、生存を維持するため体内ではさまざまな代替システムが働く。これが食欲抑制作用を持つと同時に、冴えわたったような感覚を生じさせ、拒食にはまりやすい。進行すると生命の危険がある。一方、何かのきっかけで食物への欲求が表面化すると、過食期に入る（リバウンド）。肥満への恐怖や食べることへの後ろめたさから過食嘔吐に移行することが多い。拒食を経験せずに過食嘔吐が始まるケースもある。また、気分を変えるためのむちゃ食いを中心とする過食症のケースもある。

▶ショッパホリック／ショッピング・アディクション

買い物依存。衝動的な買い物で高揚感を得ることが習慣化し、コントロールを喪失した状態。必ずしも買った品物自体を必要とせず、買うという行動プロセスが気分を高揚させる手段となっているのが特徴。

▶ラブ・アディクション

恋愛依存。恋愛関係に限らず、「愛することへの耽溺」を広く指す。たとえば、子どもへのしがみつき、憧れの相手へのつきまといなど。いずれも、愛情の対象となる相手との危険でアンバランスな関係を生み出す。

▶セックス依存

不安・落ちこみ・寂しさ・恐れなどの感情や、困難な問題に直面するのを避けるため、セックスや特定の性的刺激を利用し、やがてコントロール不能となった状態。

AC／共依存

▶ＡＣ　Adult Children／Adult Child

もともとは、アルコール依存症の親のもとで育ち、成人した人のこと（**ACoA**＝Adult children of Alcoholics）。日本では次項**ACoD**の意味で使われることが多い。
ＡＣ概念は1970年代後半のアメリカで生まれ、クラウディア・ブラック著『私は親のようにならない』が世界的なＡＣムーブメントを引き起こした。同書が提起したのは、依存症の親に代わって責任を負う「いい子」たちが、成人後に自ら依存症となったり、うつやバーンアウトに苦しんだり、依存症者の配偶者となっている「世代連鎖」の問題である。ブラックはその背景として、依存症家庭における「話すな。信頼するな。感じるな」という暗黙のルールを指摘。子ども時代に身につけた信念や行動パターン（共依存のパターン）を、新しい信念や行動に置き換える「回復・成長」の道筋を示した。（24ページのＡＣの役割、29ページの回復のステップ、34ページのＡＣにとってのライフスキルを参照）
日本では、1983年にアラノンＡＣグループが誕生。90年代には依存症領域を通じて各地にＡＣグループが育ち、同時にＡＣｏＤへと概念が拡大。90年代後半にはマスコミにも取り上げられて、「大人子ども」「責任を親に転嫁する」などの誤解もはらみつつブームが過熱した。

▶ACoD Adult Children of Dysfunctional Families

何らかの問題によって健康で柔軟な機能が損なわれた家庭（**機能不全家族**）に育ち、大人になった人。ＡＣ概念を、依存症以外の問題を持った家族にも広げたもので、日本ではＡＣというと、この意味で使うことが多い。

▶機能不全家族

長期にわたって何らかの問題の影響を受け、不健康なシステムが固定した家族。問題への否認、硬直したルール、家族間の境界の混乱、虐待などにより、子どもが成長するために必要な、安全な枠組みや柔軟な機能が失われた状態にある。

▶原家族

生まれ育った家族、子ども時代の家族のこと。

▶世代連鎖・世代伝播

原家族の問題が、次の世代へと引き継がれていくこと。依存症者の子どもが依存症になったり、依存症者を配偶者に選んだりするなど。ＤＶや虐待の加害者も、子ども時代に虐待を受けていることが多い。

ＡＣの５つの役割

ＡＣは、機能不全家族の中で身につけた役割に縛られることが多い。その役割とは――

◆**ヒーロー（優等生）**　家族の名誉を守るため、周囲に認められるような「いい子」でいようとする。家族の問題をなんとか管理しようと必死の努力をする。

◆**スケープゴート（身代わり）**　トラブルを起こすことで、少しでも目を向けてもらおうとする。この問題行動は、家族のＳＯＳを外に向かって代弁する役目も果たす。

◆**ロスト・チャイルド（いない子）**　気配を消すことで家族の安定に貢献する。感情や要求を表わさず、自分の周囲にバリアを張って、火の粉からかろうじて身を守る。

◆**クラウン（道化師）**　おどけた愛らしいしぐさや、冗談にまぎらすことで、家族の緊張を緩和する。自分自身の心の痛みも、道化師の仮面の下に覆い隠す。

◆**ケアテイカー（世話役）**　他の家族のニーズに応え、なぐさめたり、愚痴を聞いたり、相手の望みをキャッチして行動する。誰かの役に立つことで自分の安定を保つ。

以上**『Be！』増刊号No.18『ＡＣの生きる力！』**より

リスポンシブル・チャイルド（責任を負う子）、**アジャスター**（順応し耐える子）、**プラケイター**（家庭内ソーシャルワーカー）、**アクティング・アウト**（問題児）の役割で描かれることも。

▶インナーチャイルド

内なる子ども。自分の記憶の中にある、幼い頃の自分。

▶インナーチャイルド・ワーク

イメージ誘導などによってインナーチャイルドと出会うワーク。子ども時代の自分の感情や痛みを大人として受けとめ、自分自身を大切にする実感をつかんでいく。

▶見捨てられ不安

自分にとって大切な相手から拒絶されるのでは、承認や愛情を受けられないのでは、という強い怖れ。その不安に駆られ、相手の言いなりになったり、相手の考えや行動をすべて知ろうとしたり、相手の気持ちを試したり、結果的に関係を壊すようなパターンになりやすい。

▶親子カプセル

親が子どもに対して適切な境界を持つことができず、子どもにとって健康な成長と自立が困難な、親との密着関係におかれていること。子離れ、親離れができない癒着した関係。「**母子カプセル**」と表現されることが多く、その背景には、父親が仕事やその他の問題で家庭に不在な状況や、夫婦関係の問題が存在している。

▶サバイバー

子ども時代の過酷な家族環境の中で生きのびた人や、心の傷となるような衝撃体験や大きな問題状況を生きのびた人のこと。自分自身の力を確認する意味で使われる。

▶共依存　Co-Dependency

もとは「アルコール依存症者の配偶者が陥りがちな状態」を指して、援助の現場で使われた言葉。アルコール依存症者がアルコールにとらわれているのと同じように、アルコール依存症者をなんとかすることにとらわれている家族の状態を表わした。

やがてそれは、援助者自身を含めて「相手の問題に巻きこまれた状態」や「相手の問題解決に相手以上に必死になっている状態」を広く指すようになる。

さらに、その背景にあるパターンが注目され、「他人のニーズや感情などに注意を奪われて自分自身に焦点が当たっていない生き方」をあらわす概念ともなった。こうした自己喪失の状態や生き方は、人間関係やアルコールの酔い、ギャンブルの高揚で自分を満たそうとするなど、さまざまなアディクションの背景ともなる。

回復・成長・セルフケア

▶回復

アルコール・薬物、不健康な人間関係や行動に依存しない生き方を身につけていくプロセス。単に「アルコール・薬物を使用しない」「病気になる以前の状態に戻る」ことではなく、人間的な成長の過程でもある（28ページ参照）。ＡＣが自分の課題に取り組むことも回復プロセスと呼ぶ場合が多い。ただし、この言葉の使用には異論もある。

▶セルフケア

自分で自分の心と身体の健康管理をすること。＊適切な食事・休息・睡眠・運動などの生活習慣、＊自分が楽しむ時間を持つ、＊自分の感情を適切に表現したり受けとめる、＊ストレスに対処する、＊自分を守るための手段をとる、＊自分の成長のために時間とお金を使う、など自分のニーズ（必要なもの）を満たす具体的な行動。

▶ストレス・マネージメント（ストレス管理／対処）

自分のストレス状態に気づき、健康的な方法で対処したり、過剰なストレスを予防するための行動をとること。また、ストレスを良い方向に活かすこと。

アルコール・薬物依存症の回復プロセス

【1】移行期

周囲からの介入などで、自分自身の問題に直面、治療や自助グループに出会うまでの時期。課題は「自分は依存症ではない」という否認を乗り越えること。

【2】回復初期

断酒・断薬後、心身の不調に襲われたり、自信過剰になったりと不安定な時期。課題は、「一人でやめられる」という否認を乗り越える、酒や薬なしで不調を乗り切る、仲間とのつながりを作る、しらふの生活パターンを作る、など。

【3】回復中期

しらふの生活が軌道に乗り、家族や周囲の人間関係の建てなおしに向かう時期。課題は、バランスある生活スタイルを確立する、ストレスを健康的に乗り切る、など。

【4】発展期

自分自身の生き方や価値観を見出し、成熟へと向かう時期。課題は、自分を受け入れる、他人を受け入れる、人生の変化を受け入れる、など。ＡＣとしての課題に取り組む人も多い。

ＡＳＫアルコール通信講座　より改編

ACの回復4ステップ

クラウディア・ブラックは、ＡＣが回復の課題に取り組むために、次の４ステップを提唱している。

◆ステップ１　過去の喪失を探る

子ども時代の家族の中にあった問題を明らかにする。そこでは何が起きていて、子どもの自分は何を失い、何を感じていたのか、安全な場で語る。

◆ステップ２　過去と現在をつなげる

過去の痛みが現在の自分（自己イメージ・人間関係・仕事・子育てなど）にどう影響しているかを、点検する。自分の中にある課題に気づく。

◆ステップ３　取りこんだ信念に挑む

「○○すべき」と思い込んできたルールのうち、今の自分を苦しめるものを手放し、別のものに置き換える。

◆ステップ４　新しいスキルを学ぶ

子ども時代に学べなかったスキル（34ページのＡＣにとってのライフスキル参照）を練習しながら身につける。

クラウディア・ブラック著
『子どもを生きればおとなになれる』より

▶グリーフワーク

喪失に伴うショックや怒り、哀しみなどの感情を経験しながら、時間をかけて喪失を乗り越えていく癒しのプロセス。また、このプロセスを支える治療的プログラム。キューブラ・ロスによる、死を宣告された患者がたどる心理的プロセス研究(否認→怒り→取引→抑うつ→受容)がもとになっている。体が自然治癒力をもっているのと同じように、心も喪失の傷から回復する自然治癒力をもっている。しかし、喪失体験があまりにも突然だったり、傷が深かった場合、また慢性的に繰り返された場合には、このプロセスが滞ってしまう。そのままにしておくと、怒りや恨み、抑うつ、自責感などに長く留まる。安全な場で感情を解放するワークを通して、失ったものに別れを告げて明日に向かうプロセスが促進される。

▶脱愛着（デタッチメント）

対象から心理的に距離を置くこと。関わらないこと。愛着（アタッチメント＝対象と情緒的に一体化した状態）の反対語。依存症者の家族にとっては、相手の問題を手放すという意味に使われる。共依存からの回復においては、他者の問題と自分自身とを切り離して自分に焦点を当てること。援助者にとっては、クライエントの問題と自分を切り離し、プロとして健康な境界を保つこと。

▶境界

自分と他人を区別し、お互いの安全を確保して存在を尊重するために引かれるライン。夫婦や親子を含め、他者との健康なつながりを保つため欠かせないもの。

どんな境界がある？

◆**尊厳の境界**……私の「人としての価値」を、他の人が決めつけることはできない。私には、他人には侵せない尊厳と価値がある。

◆**感情の境界**……私の感情は私のもの。誰かに「こう感じるべき」と指図されない。感じ方は私の自由。

◆**身体の境界**……私の身体は私のもの。どこまで近づいていいか、触れてもいいかは、私が決める。他人が乱暴に扱ったり、外見を批判すべきではない。

◆**時間と空間の境界**……私の時間をどう使うかは私が決めること。私が決めたプライベートな時間や空間に、他人が許可なく踏みこむことはできない。

◆**持ち物・金銭の境界**……私の持ち物やお金を、許可なく他人が使うことはできない。その使い道は私が決めることで、他人に指図されない。

◆**責任の境界**……私のことには私が責任を負う。自分の問題を他の人のせいにしないし、他の人の責任を私が背負いこむこともない。

◆**性的な境界**……私の性は私のもの。他人の道具にされることは許さない。誰と、いつ、どこまでの性的な関係をもっていいかは、私が決める。

◆思考・価値観の境界……私の考えは私のもの。何を信じ、何を優先するかは、自分が選ぶ。価値観を強制されたり、考え方を否定されたりしない。

通信セミナーⅠ　境界と人間関係　より

▶セルフ・エスティーム　self-esteem ⇔自己否定感

自己信頼・自尊心・自尊感情。あるがままの自分を、肯定的に受けとめられる心の状態。社会的立場・能力・経済力・周囲の評価など外からの基準に左右されずに、自分自身の中で自分の価値を感じられること。

▶セルフ・エフィカシー　self-efficacy ⇔無力感

自己効力感。何かの物事や状況を前にして、「なんとかできるだろう」「自分にはその力がある」と思える感覚のこと。先天的な性格傾向にもよるが、過去の成功・失敗体験の蓄積に大きく左右される。課題をクリアし、肯定的評価や示唆を受けることで自己効力感はアップする。

▶アファメーション

肯定的な宣言。自分を苦しめるような思いこみや信念を健康的な信念に変えていくため、言葉にして自分に宣言すること。たとえば「私には愛される価値がある」「自分を大切にしていい」「完ぺきでなくていい。間違っていい。すべての人に好かれる必要はない」など。

▶エンパワメント

「力をつける・力を引き出す」こと。単なる能力アップではなく、自分の責任で行動を選択し、問題解決し、望みを実現できるよう「その人が本来持っている力を発揮できるようにする」という考え方が土台。一人一人に働きかけるだけでなく、周囲と対等に支えあう関係づくりや、それを可能にする社会システムを創り出すことにも重点をおいた概念。先住民運動、女性運動、コミュニティへの住民参加などの理論的支柱ともなっている。

▶ライフスキル

健康な生き方を支える心理・社会的な技術。ＷＨＯ（世界保健機関）では、日常のさまざまな問題に健康的に対処するため必要なスキルとして、次の１０項目をあげている。 意思決定／問題解決／創造的思考／批判的思考／効果的コミュニケーション／対人関係／自己意識／共感性／情動への対処／ストレスへの対処

ＡＣにとってのライフスキル

子ども時代に学ぶ必要のあるスキルは——

◆助けを求める ◆ノーと言う ◆適切に感情を表現する

◆自分の望みを言葉にする　◆遊ぶ、楽しむ、笑う

◆話を聴く　◆自分から行動を起こす

成長するにつれて徐々に学んでいくスキルは——

◆自分に責任をもつ　◆問題解決　◆交渉　◆決断

◆対等な関係を育てる　◆親密な関係を育てる

◆望みを実現するため行動する

◆ストレスに健康的に対処する

こうしたスキルは、大人になっても学ぶことができる。

クラウディア・ブラック著
『子どもを生きればおとなになれる』より

▶Ｉ（わたし）メッセージ

自分を主語にして気持ちを伝えるやり方。たとえば「そんなふうに言われると、私は悲しい（さびしい・腹が立つ・がっくりしてしまう）」のように。逆に相手を主語にした「そんな言い方をするなんて、あなたはひどい(思いやりがない・考えが足りない・勝手だ)」のような言い方を、「**YOU（あなた）メッセージ**」と呼ぶ。YOUメッセージの背景には、被害感情・べき思考・コントロールなどが存在する。背後にあるものに気づくこ

とで、他人からのYOUメッセージによる批判を手放すことができる。また円滑なコミュニケーションのためには、自分が発するYOUメッセージに気づき、背後にある感情や願望をIメッセージとして伝える練習が役立つ。

通信セミナーⅡ　「わたしメッセージ」と感情　より

▶アサーティブ・トレーニング

自分も相手も大切にした人間関係をめざす「アサーティブネス」の考え方に基づいたコミュニケーションの練習法。対等な立場で、率直、誠実に自分を表現する方法を、ロールプレイを通じて身につける。自分自身の気持ちをすくい上げて、伝えたいことを「絞り込む」作業も含まれる。1950年代の心理学から始まり、1960年代以降のアメリカで人権擁護の思想と運動を土台として発展。

▶トゥルーカラーズ　True Colors

一人一人の「違い」を前提に、自分自身の魅力や資質をつかみ、周囲との関係を改善するコミュニケーションのプログラム。アメリカの心理学者カーシーによる4つの気質と行動パターンの研究をもとに、ロゥリーが創始。日本版はハワード・カツヨ（教育学博士）が開発。グループワークを通じて人間関係やストレス対処を学ぶ。

関連・隣接する問題

▶DV（ドメスティック・バイオレンス）

配偶者や恋人からの暴力（37ページ参照）。2001年に「配偶者からの暴力の防止及び被害者の保護に関する法律」（いわゆるＤＶ防止法、2007年改正）が制定された。被害者の申し立てにより保護命令が発令され、6ヵ月間の接近禁止命令や同居する住居からの2ヵ月間の退去命令などが出される。ただし欧米や韓国などと違い、ＤＶがあっても被害者が告訴しない限り加害者は逮捕されず、保護命令にも申し立てが必要。

▶子どもの虐待

ＤＶと同様、社会が長い間目を向けてこなかった、家庭内での「力による支配」。虐待によって子どもが死亡するケースは少なからずあり、たとえ生命の危険がなくても、性的虐待・ネグレクト・心理的虐待のいずれも子どもの心に大きなトラウマを残す。2000年に制定された「児童虐待の防止等に関する法律」では、子どもの虐待を４つの行為類型（38ページ参照）として定義している。

ＤＶとは？　その種類

ＤＶは身体的暴力だけでなく、次のようなものを含む。問題の本質は行為そのものよりも、その核にある「力による支配」である。身体的・経済的・社会的なパワーの差を背景として、男性から女性に向けての暴力が圧倒的。

◆**身体的暴力**＝殴る、蹴る、平手打ち、突き飛ばす、物を投げつける、刃物で刺す、など
◆**精神的（心理的）暴力**＝ののしる、大声で脅す、蔑視した言動、無視、大切にしている物を壊す、など
◆**経済的暴力**＝仕事に就くことを禁止する、生活費を渡さない、お金の使い方を細かくチェックする、「誰のおかげで暮らしていけるんだ」と言う、など
◆**性的暴力**＝性行為を強要する、避妊に協力しない、性的な映像や雑誌などを見ることを強要する、など
◆**社会的暴力**＝外出や交友関係の制限、行動の監視、電話や手紙や手帳のチェック、など

※法律上で扱われるＤＶは、国際的にも、身体的な暴力や、その脅しが中心。日本のＤＶ防止法におけるＤＶの定義には「心身に有害な影響を及ぼす」精神的暴力も含むが、保護命令の対象は、身体的暴力や、その脅しを受けた場合。

子どもの虐待とは？　その種類

◆身体的虐待（児童の身体に外傷が生じ、又は生じるおそれのある暴行を加えること）＝殴る・蹴る・投げ落とす・首をしめる・縄などで身体を拘束する・熱湯をかける・溺れさせる・タバコの火を押しつける・冬に戸外に締めだす、など

◆性的虐待（児童にわいせつな行為をすること又は児童をしてわいせつな行為をさせること）＝子どもに対する性的な接触、性的行為の教唆、ポルノグラフィの被写体にする、性器や性交を見せる、など

◆ネグレクト（児童の心身の正常な発達を妨げるような著しい減食又は長時間の放置、保護者以外の同居人による虐待の放置など）＝衣食住の適切な世話をしない、子どもの意思に反して登校させない、深刻な病気でも受診させない、乳幼児を家に残して外出を繰り返す、乳幼児を車に放置する、など

◆心理的虐待（児童に対する著しい暴言又は著しく拒絶的な対応、児童が同居する家庭における配偶者に対する暴力、その他の児童に著しい心理的外傷を与える言動を行うこと）＝「お前なんか産まなければよかった」と繰り返す、言葉で脅す、無視する、家庭内にＤＶが存在する、など

▶トラウマ

大きな衝撃をもたらすような喪失や恐怖体験、虐待などによる心の傷。トラウマのもととなった体験を**（心的）外傷体験**とも呼ぶ。

▶ＰＴＳＤ　Post Traumatic Stress Disorder

（心的）外傷後ストレス障害。戦争・災害・事件・事故などで死の恐怖や戦慄をともなう体験による、精神的な後遺症。何かのきっかけで体験が何度もまざまざとよみがえったり（フラッシュバック）、悪夢・感情鈍磨・過度の緊張・興味や関心が狭まる、などの症状が見られる。

▶複雑性ＰＴＳＤ

ジュディス・ハーマンらが提唱。子ども時代の虐待（特に性的虐待）のように、慢性的に繰り返される外傷体験が原因となったストレス障害。その特徴は「解離」で、境界性パーソナリティ障害との関連も指摘されている。

▶フラッシュバック

過去の外傷体験が、まるで今、目の前で起こっているかのように感じられ、心身が反応してしまうこと。
また、薬物依存症者が薬物使用を中止した後、使用時のような幻覚などの症状が再び現われることも指す。

▶解離性障害

同一人格としての行動の制御が困難であったり、個人生活の一定部分や一定期間についての想起が困難であったり、複数の人格が自己内に存在するなどして、そのことに苦痛を感じ社会生活上の困難が生じている状態。もともとは心的外傷から自己を守る無意識の手段が固定化。

▶パーソナリティ障害

アメリカ医学会の診断基準の最新訳『ＤＳＭ‐Ⅳ‐ＴＲ』におけるカテゴリーの一つ。従来は**人格障害**と訳されていたが、人格そのものを否定するかのようなニュアンスがあるため、日本精神神経学会が訳語を改めた。認知・感情のあり方・対人機能・衝動制御などが、その人の属する文化が期待するものと著しく異なった様式を持つことで、苦痛と社会生活上の困難を引き起こしている状態のこと。妄想性・反社会性・境界性・演技性・自己愛性・強迫性などのパーソナリティ障害があげられている。

▶パニック発作

強い不安と同時に、激しい動悸・息苦しさなどの症状をともなう。実際の危機や、心臓などの疾患がないのに、いわば「脳の誤作動」により発作が起きるのが特徴。これが繰り返されるのが**パニック障害**。

▶もえつき・燃え尽き症候群　バーンアウト

過酷な状況でがんばっていた人が、心身の消耗の限界に達し、意欲の減退・ストレス性の身体症状・感情の枯渇・自己嫌悪・思いやりの喪失・うつなどさまざまな兆候が現われた状態。

▶発達障害

脳の微小な機能のアンバランス（発達の「でこぼこ」）による日常への支障が、低年齢で現われるもの。親の育て方が原因ではない。脳の特性なので、本人の努力の問題ではなく、心の持ち方の問題でもない。なお、発達障害ではないことを「**定型発達**」と呼ぶ場合がある。発達障害には、以下のPDD、AD／HD、LD、発達性協調運動障害などがある。

▶広汎性発達障害（PDD）＝関係上の問題

自閉症スペクトラム障害とも言われる。社会性やコミュニケーションを中心とした障害。

◆自閉症　感情の交流や意思伝達に障害があり、活動や興味の範囲が極度に限定され特定の行動や習慣に強いこだわりをもつ。一方、特異な能力を示す場合も。

◆高機能自閉症　自閉症の定義に一致するが、認知・学習能力には障害がないもの。

◆アスペルガー症候群　認知や学習に加えて言語能力にも問題がないもの。ただし、高機能自閉症との違いについて専門家の間でも論争が続く。特徴として、あいまいな表現や言外の意味を汲み取るのが苦手（緻密かつ正確に物事を表現する）、特定の対象への強い興味と集中、ルールへのこだわり、聴覚・視覚など特定の刺激への敏感さなどが挙げられる。成長に従って周囲への適応を身につけることも多いが、こうした特徴や傾向は成人後も残る。

▶注意欠陥／多動性障害（AD／HD）＝行動上の問題

不注意・多動性・衝動性を特徴とする。成長にともない基本症状が消えていくこともあり、特に多動性は10代になるあたりで収まる傾向がある。衝動性によるトラブルや、不注意による学習面での困難などは長く残りがち。大人になっても困難を抱えていたり、二次障害を抱える場合もある。

▶学習障害（ＬＤ）＝学習面から見た認知の問題

知的には問題がないが、読み・書き・計算の一部だけができないなど、学習能力の著しい偏りがあるもの。

▶発達性協調運動障害＝運動の問題

手足の麻痺等はないが、協調が必要な動作が苦手で、ぎこちなくバランスがとれない。日常の動作や運動が困難。

▶当事者性

社会的弱者や少数者（マイノリティ）に対して、上の立場から救済・援助しようとしたり、外側から分析・論評するのではなく、当事者としての経験・痛み・ニーズを中心に据える考え方。障害者運動、フェミニズム、性的マイノリティの解放運動、貧困問題への取り組みなど、さまざまな場面で使われる概念である。ＤＶ被害者の支援においては、被害者が当事者性を獲得する（自分自身が被害を受けたという自覚を持つ）ことが最初の課題とされる。自助グループは当事者性の上に成り立ち、安全確保のためにも当事者性が重要な原則の一つとなっている。なお、「同じ体験をしていない人にはわからない」という体験至上主義や集団の閉鎖性を防ぐため、各当事者グループが立場や感じ方を認め合うこと、専門性・客観性をもった集団との連携、などが課題とされる。

▶家族システム論

家族療法から生まれた考え方。戦後のアメリカでは個人を対象とする精神分析的アプローチが隆盛となったが、それに異を唱える新しい動きとして、ロジャースの来談者中心療法、行動療法、そして1960年代からの家族システム論によるアプローチが生まれた。その主な研究のひとつとして、アルコール依存症家族を対象としたものがある。家族システム論の特徴は、問題を抱えた人をIdentified Patient＝IP（システムの中で、たまたま症状を出し患者となって現われた人）と見なし、症状・問題はシステムの一部と捉えること。その構造や相互作用を見極め、システムの変化を促す介入を行なう。

▶ファースト・クライエント

家族内の問題を初めて外部に相談して支援を求めた人。相談機関や治療・援助機関に最初につながった人。依存症は「否認」を特徴とするため、依存症者が自ら治療・援助を求めることが少ない。また、家族としての防衛システムが働いて、問題のある状態でなんとか均衡を保ち続けようとする。この均衡を破って助けと求めた人に対する対応が重要とされる。すなわち、苦しみを受けとめること、支援と教育、家族システムへの介入である。

▶ジェノグラム

三世代（以上）にわたって家族構成や関係を図示した家系図。約束事に従い図を描くことで、家族システムや力動が見えやすくなる。問題への介入・援助のアセスメントに使われ、治療プログラムの一つとしても使われる。

▶来談者（クライエント）中心療法

1940年代にカール・ロジャースらによって創始されたカウンセリングの技法。精神分析のように無意識を探るのではなく、クライエントの感情に注目して傾聴しつつ、その人の変化を待つことを基本とする。日本においてはカウンセリングの主流として広まった。ただし、依存症・虐待・ＤＶといった、否認が避けられない問題を扱うには向かない。

▶行動療法

内面ではなく行動に焦点を当て、望ましくない行動習慣を適応的なものに修正する心理療法。動物実験をもとにした「条件付け」の学習理論を中心に、1950年代に療法として確立した。行動を引き起こす刺激を減らす刺激統制法、刺激に慣らして反応を減らす暴露療法、望ましい行動に報酬を与える報酬学習などがある。

▶認知行動療法

物事の解釈（認知）を修正することで、行動の変容をはかる心理療法。1970年代における認知心理学の発展が背景にある。「出来事→認知→感情→行動」というプロセスのうち、認知の部分は自動的な思考となっていて、本人も意識せずに感情がわきおこり行動へ直結することが多い。認知を洗い出して検討し、問題となる行動を引き起こす解釈（自虐・他罰・過剰な期待・根拠のない決めつけなど）を、適応的なものに修正する。

▶ブリーフセラピー

1980年代からアメリカで盛んになった療法の総称。短期療法と訳すこともある。問題の原因ではなく、クライエントが「どうありたいのか」に焦点を当てること、クライエント自身の中に問題解決の力があるという前提に立つことが特徴。多くの流派があるが、現在は**ソリューション・フォーカスト（解決志向）アプローチ**が代表的。

▶ナラティブ・セラピー

独自の世界観と哲学にもとづく療法の集成。ブリーフセラピーの一種とされる。ナラティブとは「語り」を意味する。適切な質問を投げかけて、問題解決や成長の力となる語りを引き出すことにより、クライエントの人生を支配してきた物語（ドミナント・ストーリー）を、新たな物語（オルタナティブ・ストーリー）に書き換えていく。「客観的な真実というのは存在せず、現実は人々のコミュニケーションの相互作用によって構成される」という**社会構成主義**（ポストモダンの考え方）が基盤にある。

▶動機づけ面接（MI）Motivational Interviewing

考え方や行動の変化を促すための面接スタイル。1980年代、問題飲酒への行動療法アプローチの中で始まり、90年代に臨床技法として体系化された。クライエントのアンビバレンツ（本当に望んでいるものと現実の行動との矛盾など）に焦点を当てるような「聞き返し」をはじめ、変化を促すために効果が認められたカウンセリングのスタイルの集大成でもある。

▶森田療法

大正時代に森田正馬が創始した、神経症に対する療法。海外にも広く紹介されている。不安や恐怖などの「症状」をなくすのではなく、感情は「あるがまま」に放任し、目的本位で行動することを重視する。集団学習を行なう「生活の発見会」がある。

▶内観療法

浄土真宗一派の修養法「身調べ」から宗教色を排除して生まれた療法。刑務所などでの導入を経て、1960年代から精神医療の現場で心理療法として導入されるようになった。内観とは、自分の内面を観るという意味。一週間かけて行なう「集中内観」と、短時間で継続して行なう「日常内観」がある。びょうぶや衝立で仕切った空間に座り、指導者の指示のもとで母親、父親などの順に「してもらったこと」「して返したこと」「迷惑をかけたこと」を振り返り、気づきや洞察を深める。

▶自律訓練法

1930年代にドイツの精神科医シュルツが催眠療法から開発した自己暗示によるリラクゼーション法。基本の六公式に従って身体の部分に暗示を与えていく。

▶フォーカシング

アメリカの臨床心理学者・哲学者、ユージン・ジェンドリンが創始。1970年代末から日本に紹介された。身体の中にある「感じ」に焦点を当て、観察し、味わうことで、変化へとつながる「気づき」を促す。臨床技法としてだけでなく、自己理解のための方法としても広まっている。

▶交流分析

1950年代にアメリカの精神科医、エリック・バーンが提唱した心理療法の理論。人には「親・大人・子ども」の３つの自我状態があると仮定し、どの自我状態によるストローク（投げかけ）を行なっているかで相互の交流のあり方をみる。これをもとに心理学者ジョン・デュセイが開発した**エゴグラム**は、５つの自我状態で日頃の考え方や行動をチェックする自己分析法。

エゴグラムで測る５つの自我状態

◆ＣＰ（Critical Parent）批判的な親……理想／責任感／価値観／倫理／秩序の維持／指示／罰

◆ＮＰ（Nurturing Parent）保護的な親……共感／思いやり／愛情／傾聴／受容／世話／親切／同情

◆Ａ（Adult）大人……観察／情報収集／客観視／分析／検討／判断／意思決定

◆ＦＣ（Free Child）自由な子ども……自然／快感／欲求／楽しさ／明るさ／直観／創造性

◆ＡＣ（Adapted Child）順応した子ども……従順／いい子／感情を抑える／恐れ／不安／反抗

▶集団療法　集団精神療法　グループセラピー

患者グループと治療者による療法。20世紀初め、不治の病とされていた結核患者のグループが治療効果を上げたことが、その始まりと言われる。アルコール・薬物依存症の治療においては、集団療法がプログラムの根幹となる。社会での偏見や、自らの否認を乗り越えて病気を認め、回復の行動へと踏み出すため、患者同士の相互作用・患者と治療者との相互作用がともに働くグループで、自らの行動や感情を率直に語ることが治療効果をもたらすとされる。なお依存症のプログラムでは、疾病教育なども含めて広い意味で集団療法と呼ぶことが多い。

▶グループ・ダイナミクス

一人あるいは一対一では得られない変化が、グループ全体の相互作用によって引き起こされること。自助グループでは、仲間としての共感や支え合いの中でこれが起きる。

▶グループ・ファシリテーション

会議や研修、グループワークなどの場で、参加者の発言を促し、グループ・ダイナミクスを有効に活用しながら中立の立場で進行・調整を行なうこと。ファシリテーション（facilitation）とは、「促進」「容易にすること」という意味。上から下に教え指導する従来の方法論とは違い、力をもっているのは**ファシリテーター**ではなく、グループであり、参加者であるととらえる。ファシリテーターに必要なスキルとして、やりとりの中から気づきを促す、議論を深めたり話の流れを整理するため介入を行なう、合意形成や協働へと導く、などが挙げられる。

▶スーパーバイズ　スーパービジョン

治療・援助職が仕事上の課題を整理したり、技能を高めるための専門的な助言。厳密には**スーパーバイザー**との契約のもとで定期的、系統的に行なわれる。

自助グループなど

▶自助グループ

アディクションからの回復プロセスにある人や、共通の課題を抱える人が、体験や気持ちを語りあい、支えあう場のこと。批判やアドバイスなどをしない「**言いっぱなし、聴きっぱなし**」というスタイルをとることが多い。

▶断酒会

アルコール依存症の自助グループ。全国各地で例会が行なわれている。家族も参加できる。断酒会員や家族などが集まり、体験を語る場を**断酒例会**という。

▶連鎖握手

断酒例会の終わりに、両隣の人と手をつなぎ、「もっと強く　もっと賢く　もっと真剣に　やろう　やろう　やろう」と言いながら、つないだ手を振る。

▶一日断酒

断酒は、「飲まずにいる一日」の積み重ねであることを示した断酒会の言葉。ＡＡでは「**今日一日**」。依存症者が「一生酒をやめる」と言葉で誓っても、病気の力には勝てない。ともかく今日は飲まない行動を選び、飲酒欲求を明日に引き延ばしする。明日になればまた新しい一日の断酒が始まるという考え方。

▶アメシスト

断酒会で女性会員を呼ぶ言葉。ギリシャ神話で「泥酔から守ってくれる」宝石とされていることからきている。

▶ＡＡ　Alcoholics Anonymous

（**アルコホーリクス・アノニマス**）アルコール依存症の自助グループ。アメリカで始まり世界に広がった、日本でも全国各地でミーティングが行なわれている。原則として依存症者本人だけのクローズドだが、本人以外も参加できる**オープン・ミーティング**もある。

▶12のステップ

ＡＡが提案する回復のプログラム。この12ステップを使っている自助グループが**12ステップ・グループ**。

▶アノニミティ

無名であること。ＡＡ（アルコホーリクス・アノニマス）は「無名のアルコール依存症者の集まり」。12ステップ・グループでは、メンバーの氏名や社会的地位などは問われず、メンバー間の上下関係もない。

▶ハイヤーパワー

自分を超えた力。回復のための「12ステップ」を使う自助グループでの重要な概念。自分の力ではどうにもならない問題を手放し（ステップ1）、ハイヤーパワーにゆだねる（ステップ2）ところから回復プログラムが始まる。

▶スピリチュアリティ

12ステップの最後に「霊的に目覚め」として出てくる概念。霊性と訳される。意味としては「全身全霊で」というときのニュアンスが近い。この世界や自然とつながっている感覚、自分を超えた力に「ゆだねる」感覚、生きているのではなく「生かされている」感覚など。依存症は「スピリチュアルな病」とも言われ、孤立の中で周囲との関係を失い、生きがいや価値観を見失い、自分を見い出せなくなる。スピリチュアルな回復とはこうしたつながりを取り戻していく人間的成長のプロセスでもある。

▶平安の祈り

「12ステップ」のミーティングで唱えられる。「神様、私にお与えください。自分に変えられないものを受け入れる落ち着きを、変えられるものを変えていく勇気を、そして二つのものを見分ける賢さを」

▶スポンサーシップ

12ステップ・プログラムにある、相互援助のシステム。より経験のあるメンバー（**スポンサー**）に助言や提案を示してもらう。

▶たな卸し

「12ステップ」のステップ４にあたる。過去をありのままに書き出す作業をし、次のステップ５では、それを信頼できる人と分かち合う。

▶埋め合わせ

「12ステップ」のステップ９にあたる。依存症の回復プロセスで、飲んでいたとき（薬を使っていたとき）に周囲に与えた傷や負担をつぐなう作業。

▶ソーバー

ＡＡの中で使われる。「しらふでいること」を指す。ＮＡでは薬物を使わずにいることを**クリーン**と言う。

▶メッセージ

12ステップ・グループのメンバーが、さまざまな場所に出向くなどして、自分の体験と回復の希望を伝える活動。

▶ラウンドアップ

12ステップ・グループで、全国の仲間が集まって交流を深めるイベント。ＮＡでは**ギャザリング**という。

▶オールドタイマー

「古参」「ベテラン」の意味で、ＡＡなどでは草創期のメンバーあるいは長く回復を続けている人をさす。

自助グループ

2010年6月時点での情報です

▶全日本断酒連盟（全断連）

〒101-0032 東京都千代田区岩本町3-2-2エスコート神田岩本町101号

Tel 03-3863-1600　Fax 03-3863-1691

▶NABA（ナバ　日本アノレキシア・ブリミア協会）

摂食障害の会員制自助グループ。

〒156-0057 東京都世田谷区上北沢4 - 19 - 12シャンボール上北沢212

Tel 03-3302-0710

▶薬家連（やっかれん　全国薬物依存症者家族連合会）

〒323-0828 栃木県小山市若木町2-10-17豊永マンション2階B号

Tel 0285-30-3313　Fax 0285-30-3314

12ステップ・グループ一覧

▶AA　アルコール依存症

日本ゼネラル・サービス・オフィス(ＪＳＯ)
〒171-0014 東京都豊島区池袋 4-17-10 土屋ビル４階
Tel 03-3590-5377　Fax 03-3590-5419

▶NA　薬物依存症

ＮＡジャパン セントラル オフィス（ＪＣＯ）
〒115-0045　東京都北区赤羽 1-51-3-301
Tel & Fax 03-3902-8869

▶GA　ギャンブル依存症

ＧＡ日本インフォメーションセンター（ＪＩＣ）
〒242-0017　神奈川県大和市大和東3-14-6　ＫＮハウス101
Fax 046-263-3781

▶OA　摂食障害

〒110-0004 東京都台東区下谷1-5-12 上野郵便局留
「ＯＡ事務局」

▶SA　性依存症

参加希望：〒221-0835　横浜市神奈川区鶴屋町2-24-2 かながわ県民センター12階かながわボランティアセンター気付　No.36「SA よこはまグループ」宛

▶DA　強迫的買い物依存症

〒110-8799　東京都台東区上野郵便局留「DA Japan」

▶EA　感情や情緒の問題

ＥＡインターグループ
〒162-0823 東京都新宿区神楽河岸1-1東京ボランティア・市民活動センター　メールボックスNo.22

▶アラノン Al-Anon　アルコール依存症の家族と友人

アラノンジャパンＧＳＯ（日本アラノン本部）
〒145-0071　東京都大田区田園調布2-9-21
Tel 03-5483-3313

▶ナラノン NAR- ANON　薬物依存症の家族と友人

ナラノン G.S.O.（ゼネラルサービスオフィス）
Tel & Fax 03-5951-3571

▶ギャマノン GAM-ANON ギャンブル依存症の家族と友人

ギャマノン日本インフォメーションセンター
Tel & Fax 03-6659-4879

▶エサノン　S-Anon
家族やパートナーに性的な問題行動がある人

〒337-0051さいたま市見沼区東大宮5-36-4東大宮駅前郵便局留「S-Anon」

▶CoDA　共依存の問題から回復したい人

〒350-0299　坂戸郵便局留　「CoDA JAPAN」

▶ACODA　アダルトチルドレン

子どもの時期を機能不全家族（問題のある家庭、主に児童虐待など）で過ごした成人の自助グループ。
〒163-8696　新宿郵便局留「ACODA」

▶ACA　アダルトチルドレン

子どもの時期をアルコホリズムやその他の機能不全のある家庭で過ごした成人の自助グループ。
〒214-8691　登戸郵便局私書箱12号「ACA」
ミーティング案内電話　044-945-7149

▶マック MAC　アルコール依存症を主とする回復施設

全国に約20ヵ所。入所・通所、女性のための施設も。12ステップ・ミーティングなどが行なわれている。

▶ダルク DARC　薬物依存症の回復施設

全国に約50ヵ所。入所・通所、女性のための施設も。12ステップ・ミーティングなどが行なわれている。

※誌面の制約もあり、自助グループ・施設に関する詳細情報はＡＳＫの『治療相談先・自助グループ全ガイド　アディクション』をご参照ください。掲載のパスワードでネット上の更新情報も見られます。

索　引

ミニBe！＜お役立ち用語解説＞

編集　季刊Be！編集部

2010年9月10日発行
定価525円（本体500円＋税）

発行　特定非営利活動法人ＡＳＫ
（アルコール薬物問題全国市民協会）
発売　㈱アスク・ヒューマン・ケア

〒103-0007 東京都中央区日本橋浜町3-16-7-7F
☎03-3249-2551
www.ask.or.jp（ASK）
www.a-h-c.jp（アスク・ヒューマン・ケア）

ISBN978-4-901030-16-8　C0011 ¥500E